中华口腔医学会
中国牙病防治基金会　　组织编写

疾控科普系列
健康口腔丛书

# 影响孩子
# 一生的事
## ——儿童口腔保健

主编　台保军

人民卫生出版社

**图书在版编目（CIP）数据**

影响孩子一生的事：儿童口腔保健 / 台保军主编
. — 北京：人民卫生出版社，2019
（健康口腔丛书）
ISBN 978-7-117-28502-5

Ⅰ.①影… Ⅱ.①台… Ⅲ.①儿童－口腔－保健
Ⅳ.①R788

中国版本图书馆 CIP 数据核字（2019）第 090638 号

| | | |
|---|---|---|
| **人卫智网** | **www.ipmph.com** | 医学教育、学术、考试、健康， |
| | | 购书智慧智能综合服务平台 |
| **人卫官网** | **www.pmph.com** | 人卫官方资讯发布平台 |

**健康口腔丛书**
影响孩子一生的事——儿童口腔保健

主　　编：台保军
出版发行：人民卫生出版社（中继线 010-59780011）
地　　址：北京市朝阳区潘家园南里 19 号
邮　　编：100021
E - mail：pmph @ pmph.com
购书热线：010-59787592　010-59787584　010-65264830
印　　刷：廊坊一二〇六印刷厂
经　　销：新华书店
开　　本：710×1000　1/16　印张：5
字　　数：58 千字
版　　次：2019 年 6 月第 1 版　2023 年 6 月第 1 版第 3 次印刷
标准书号：ISBN 978-7-117-28502-5
定　　价：35.00 元
打击盗版举报电话：010-59787491　E-mail：WQ @ pmph.com
（凡属印装质量问题请与本社市场营销中心联系退换）

# 《健康口腔丛书
# 影响孩子一生的事
# ——儿童口腔保健》

## 编写委员会

主　编　台保军

副主编　司　燕　马莉莉

主　审　冯希平　林焕彩

编　者　（以姓氏笔画为序）

马莉莉　中华口腔医学会

王文辉　北京大学口腔医学院

王春晓　中国疾病预防控制中心

王思斯　北京大学口腔医学院

冯希平　上海交通大学医学院附属第九人民医院

司　燕　北京大学口腔医学院

台保军　武汉大学口腔医学院

刘　畅　武汉大学口腔医学院

许桐楷　北京大学口腔医学院

张　磊　健康报

陈　曦　上海交通大学医学院附属第九人民医院

陈　曦　武汉大学口腔医学院

林焕彩　中山大学光华口腔医学院

钮文异　北京大学医学部

胥　江　四川省成都市青羊区疾控中心

袁　超　北京大学口腔医学院

隗芳乔　北京大学口腔医学院

绘　图　黄诗颖　福建医科大学口腔医学院

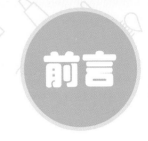

口腔健康是身心健康的重要标志，第四次全国口腔健康流行病学调查结果显示，3岁儿童的乳牙刚刚萌齐不久，就有一半的孩子有龋齿，家长口腔健康意识虽然有所提升，但相关的口腔保健知识和技能较为薄弱。党和国家十分重视人民的健康，为促进全民口腔健康，国家卫生健康委员会办公厅印发了《健康口腔行动方案（2019—2025年）》，要求加强全人群、全生命周期的口腔健康管理，加强口腔健康教育，提高群众口腔健康素养水平。在国家卫生健康委员会疾病预防控制局指导下，中华口腔医学会和中国牙病防治基金会组织专家编写出版口腔健康科普丛书。

本书重点关注儿童口腔健康，围绕家长最关切的口腔问题，采取图文并茂的形式，详细介绍了口腔健康科普知识。全书分为两篇，第一篇是生命早期篇，从孕育阶段开始，建议准妈妈们做好口腔保健准备，包括孕前、孕中和分娩后需要注意的内容。在婴幼儿阶段强调家长是儿童口腔健康的第一责任人，包括口腔卫生习惯、饮食习惯及定期口腔检查等。第二篇是儿童篇，针对学龄前阶段和学龄阶段的特点，帮助孩子建立良好的口腔健康行为，预防龋病等儿童常见口腔疾病。

本书为家长维护儿童口腔健康提供了科学指导，也是口腔医学专业人员开展口腔健康教育和科普宣传活动的参考用书，对增加大众的口腔保健知识、改善大众的口腔健康行为、提升大众的口腔健康水平发挥重要作用。

台保军

2019年5月

# 目录

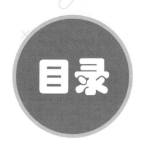

第一篇　生命早期篇

## 第二篇 儿童篇

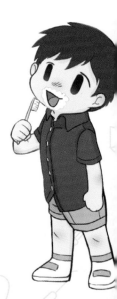

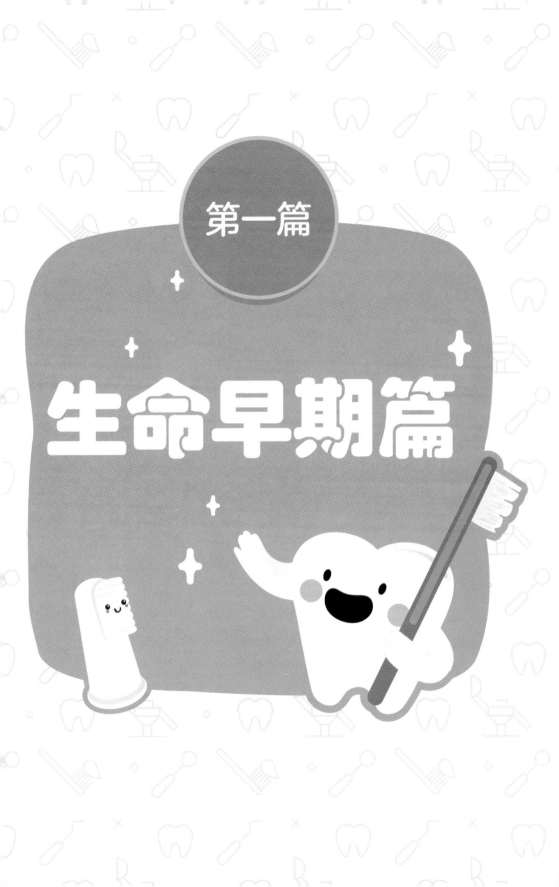

第一篇

生命早期篇

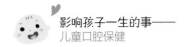
## 1. 孕妇口腔健康与宝宝健康息息相关

**育龄期　怀孕前　做好备孕防风险**
**新生命　要安全　口腔健康很关键**

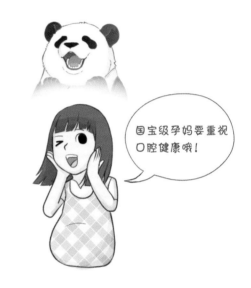

国宝级孕妈要重视口腔健康哦！

怀孕的时候，都称准妈妈们为"特级保护动物"，因为有一个小生命正在她的体内经历一个非常关键的时期，孕妇的全身健康和营养状况会对胎儿产生影响。然而，绝大多数育龄女性在备孕和怀孕过程中往往会忽视口腔健康。事实上，口腔健康是全身健康的重要组成部分，孕妇的一些口腔问题不但会影响其自身健康，也与胎儿的健康息息相关。

患牙周炎的孕妇，会增加早产的风险，因为导致牙周炎症的细菌抗原可以随血液播散至子宫，导致胎儿感染；还有一些对抗牙周炎症时所产生的物质也会诱发非正常的子宫收缩，进而导致早产。早产往往伴随着低出生体重。

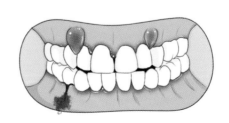

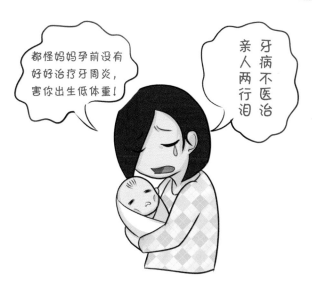

除了牙周炎以外，深龋、牙髓炎、根尖周炎、智齿冠周炎等诸多口腔常见疾病所伴随的疼痛和咀嚼功能受限，也会影响孕妇的进食和情绪，进而影响孕妇和胎儿的营养摄入。可见，孕妇的口腔健康对孕妇自身和胎儿的健康都有影响，备孕妇女和孕妇应该认真做好口腔保健工作。

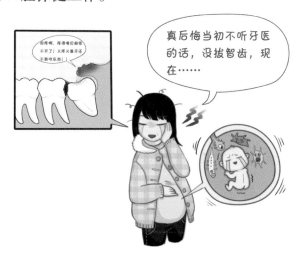

温馨提示

孕妇口腔若健康，胎儿"稳坐"腹"中央"。

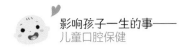
## 2. 孕前口腔检查为健康宝宝保驾护航

**怀孕之前需护牙　口腔全面要检查**
**积极治疗麻烦少　孕育健康乖宝宝**

　　宝宝健康地出生长大是每个家庭的期望，那么准妈妈们从怀孕前开始，认真做好充分准备，才能为未来宝宝的健康保驾护航，以最完美的状态迎接新生命的到来。千万不要存有侥幸心理，也不要"凭感觉"，有不少孕期饱受口腔疾病折磨的准妈妈都说："我怀孕前牙齿没有什么不舒服，就忽视了，真后悔没有怀孕前看牙医。"

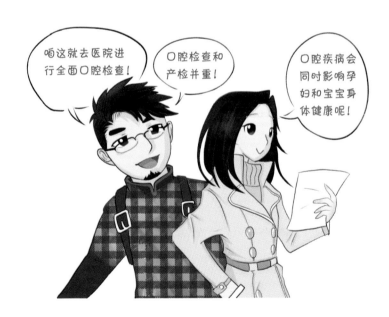

　　备孕阶段必须要做的就是进行一次全面口腔检查；由医生根据检查结果提供有针对性的口腔保健指导，并制订相应的口腔保

健计划。建议提前半年左右进行全面检查，检查的重点是龋病、牙周疾病、阻生智齿，最好拍摄全口的 X 线片，确保能够发现隐蔽的病变。不用担心口腔科的 X 线，其辐射剂量非常低，不影响备孕。

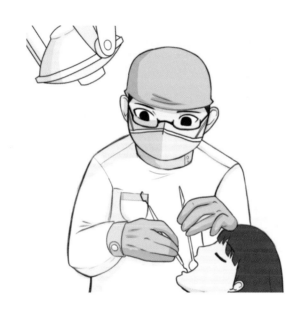

如果有龋病或者有疼痛的牙齿，一定要在孕前进行完善的治疗，以防在怀孕期间出现牙痛带来麻烦。对于口内存在的智齿，如果萌出位置不正常，或者之前就有过反复的肿痛，就应尽早拔除，因其在孕期出现冠周炎疼痛的几率是比较高的。必要时需要在正规医院或口腔诊所做一次洁治（洗牙），去除牙结石和菌斑，避免其刺激牙龈、引起牙龈出血，减少妊娠期牙龈炎的发生。

只要认真做好孕前口腔检查，并按医生的建议接受相应的口腔治疗，就可以有效地减少甚至避免在妊娠期罹患口腔疾病。做好怀孕前的口腔保健工作，有利于准妈妈和宝宝的全身健康和口腔健康。

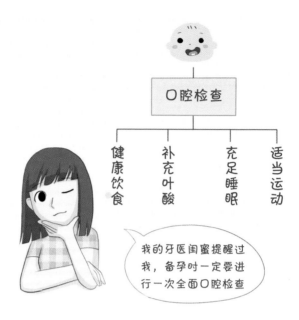

口腔检查

健康饮食　补充叶酸　充足睡眠　适当运动

我的牙医闺蜜提醒过我，备孕时一定要进行一次全面口腔检查

温馨提示

想要宝宝需牢记，不要带着口腔疾病怀孕。

## 3. 特殊因素有碍准妈妈的口腔健康

**孕期身体有变化　口腔生病风险大**
**做好孕妇口卫生　提前预防就不怕**

怀孕是令人激动的一件事，怀孕本身对牙齿并没有什么危害，但由于准妈妈的身体状态有了一些改变，相应的孕期口腔保健也存在一定的特殊之处。

怀孕会使孕妇体内雌性激素水平升高，会让牙龈组织更容易在牙菌斑的刺激下发生炎症。换句话说，如果怀孕前刷牙不太到位，可能短期内也没有不适，或者只是轻微的炎症，而如果是怀孕后，炎症会特别严重，牙龈肿胀、出血、疼痛，甚至妨碍进食，而肿胀的牙龈更加不容易清洁，形成恶性循环。所以，准妈妈需要更注意口腔卫生，否则危害会更大。

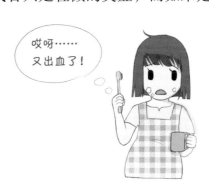

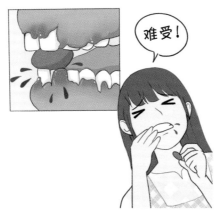

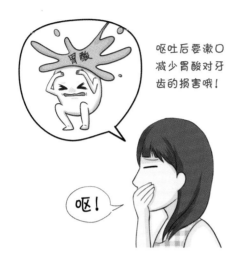

还有不少孕妇在怀孕期间会出现呕吐、反酸等妊娠反应，这些妊娠反应使得口腔内 pH 下降，口腔长期处于酸性环境，牙齿容易被腐蚀。还有的孕妇进食频率增加，有的吃零食的次数大大增多，而且特别爱吃酸的食物，这也会增加牙齿被腐蚀的风险。另外，孕妇经常因为体力下降、活动不便而对口腔卫生有所松懈。

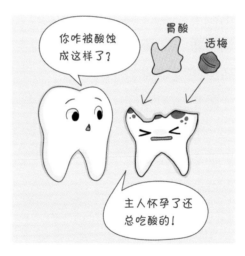

所以，怀孕并不直接导致口腔疾病，但它确实会放大很多的危险因素。所以，孕期一定要格外注意口腔卫生，科学有效、持之以恒地维护口腔卫生是预防口腔疾病最为关键的手段。

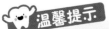 温馨提示

**准妈妈需要格外注意口腔卫生。**

## 4. 维护准妈妈口腔卫生的法宝

**孕妈护牙有法宝　早晚刷牙要做到**
**牙间清洁用牙线　含氟牙膏不可少**

准妈妈应该格外注意口腔卫生，那么该如何进行孕期日常的口腔卫生维护呢？

最核心的还是每天早晚两次的有效刷牙，刷牙的目的是清除附着在牙面上的牙菌斑，牙菌斑是龋病和牙周疾病的罪魁祸首。手动牙刷或者电动牙刷都可以，如果刷牙时容易恶心，可以试试用刷头更小的牙刷。如果确实感觉牙龈比原来更加脆弱、更容易出血了，一是要及时看口腔医生，二是依然要坚持好好刷牙，因为只有把牙齿刷干净了，牙龈的炎症才有消退的可能。除了刷牙，还要每天用一次牙线，因为只有这样才能清洁到牙缝中间。

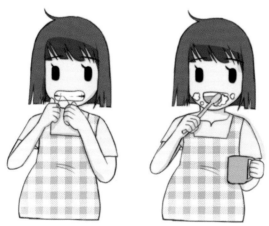

即使怀孕了也要注意口腔卫生，不能因为处于怀孕期而有所松懈

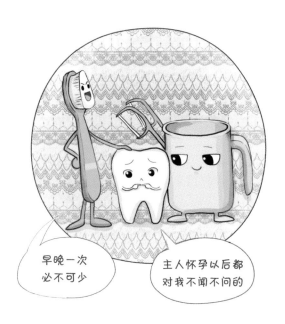

早晚一次
必不可少

主人怀孕以后都
对我不闻不问的

　　怀孕期间也是可以用含氟牙膏的，含氟牙膏可以有效地预防龋病，只要正确漱口，含氟牙膏对于孕妇和胎儿都是安全的。如果有早孕反应，出现了频繁的呕吐和反酸，一定记得要用清水漱口，中和胃酸对牙齿的腐蚀。如果加餐比较频繁，也要及时漱口。

　　另外，餐后和零食后建议咀嚼木糖醇口香糖，因为细菌代谢木糖醇以后不会产生腐蚀牙齿的酸，木糖醇是一种不会损坏牙齿的甜味剂，可以减少口腔内致龋菌的数量，对口腔健康有益。

温馨提示

　　早晚要刷牙，配合用牙线，牙膏需含氟，口腔都健康。

## 5. 准妈妈合理膳食，关乎宝宝牙齿发育

**孕期妈妈营养好　优生优育畸形少**
**胎儿牙齿发育好　口腔健康伴宝宝**

营养是身心健康的物质基础，孕妇的营养状况直接关系到胎儿的生长发育。在牙齿的发育阶段，营养缺乏可导致胎儿不可逆的改变，如牙齿钙化不全、牙釉质发育不全、错𬌗畸形、唇裂或腭裂、出生后易患龋病等。因此孕期合理饮食对减少畸形、优生优育极为重要。

虽说宝宝一般都是出生半年左右才开始长牙，但实际上，一切早在怀孕期间就打下了基础。要想使宝宝的牙齿长得坚固，一定要从母亲怀孕时期开始注意。宝宝的乳牙胚从母亲怀孕第2个月左右开始发育，到怀孕4～5个月时，恒牙胚开始发育。所以，准妈妈的健康和营养状况，与宝宝牙齿的形成和牙齿的质地好坏有着密切的关系。

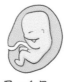 

孕 2 个月　　　　乳牙胚开始发育

孕 4～5 个月　　　恒牙胚开始发育

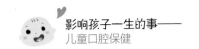
孕妇合理营养和平衡膳食的原则是热量适宜、营养素之间比例恰当。对于牙齿发育最为关键的营养物质主要是钙、磷、蛋白质、维生素 A、维生素 C、维生素 D。如果食物中的钙摄入不足，身体就会调动孕妇骨骼中储存的钙，所以最好还是均衡饮食，保证钙的供应。另外，很多孕妇都会吃零食，要尽量少吃富含碳水化合物的零食，比如膨化食品，这些零食会对孕妇的牙齿产生不好的影响，瓜果蔬菜和奶制品则是孕妇很好的零食选择。

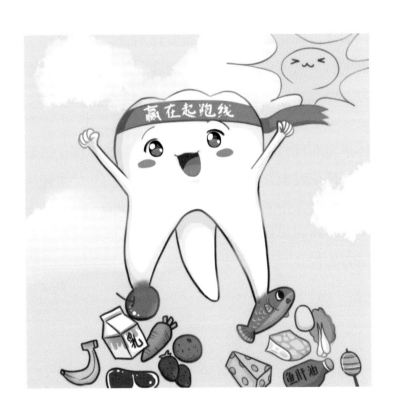

温馨提示

孕期营养影响孕妇健康，也关乎宝宝的牙齿发育。

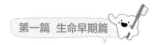

## 6. 怀孕不同时期的口腔治疗方法

**怀孕期间牙病生　千万不要去硬撑**
**及时就医最安全　选准时机伤害轻**

怀孕期间如果出现了严重的牙龈肿胀、出血，或者牙齿疼痛不适，一定要及时就医，检查和治疗比在家撑着更好更安全。

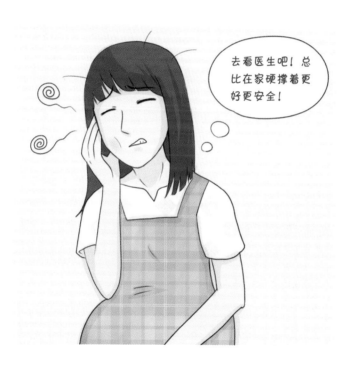

在为孕妇制定治疗计划时，口腔医生会考虑两个人的安全，一个是准妈妈，一个是发育中的胎儿，会权衡治疗的益处和可能对胎儿的损害，有时候需要产科医生给予一定的指导和帮助。怀孕的不同阶段口腔治疗的方案是不同的。

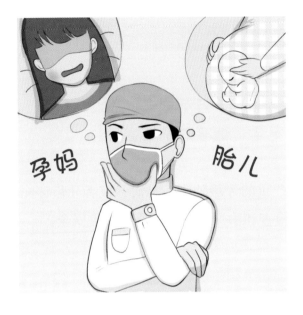

怀孕的头 3 个月，是胚胎器官正在发育与形成的关键时期，外来刺激如感染、药物、X线照射等会对胎儿造成不良影响，孕妇若在此阶段中经历牙齿疼痛及治疗牙齿的焦虑与压力，容易发生流产。此阶段的口腔治疗仅限于处理急症。

怀孕的中期（4～6个月）孕妇和胎儿处于相对稳定的状态，是孕妇治疗口腔疾病的适宜时期。如普通的洗牙、根管治疗、补牙和简单拔牙，都可以在此期间进行，但仍要尽量避免接受不必要的 X 线照射检查，不紧急的复杂治疗建议延至产后进行。

怀孕的后 3 个月进行口腔治疗也要非常慎重，此阶段子宫较为敏感，易受到外界刺激而收缩，可能诱发早产。另外怀孕期间孕妇可能并发有高血压或糖尿病，并且此时胎儿已经比较大，孕妇治疗时的坐姿也会受到不小的限制。

总之，怀孕期的前 3 个月和后 3 个月，口腔治疗的原则是应急处理，减轻疼痛，控制症状；而中间的 3 个月则是治疗的适宜时间，要抓住机会完成治疗。

**温馨提示**

孕期有问题及时看牙医，孕中 3 个月可以口腔治疗。

## 7. 科学"坐月子"有助于宝宝的口腔健康

**科学坐月子　早晚刷牙齿**
**及时治龋齿　免得传孩子**

新妈妈生下宝宝后，由于身体虚弱，再加上为了哺乳进食次数更多，增加了罹患口腔疾病的风险。为了新妈妈的口腔健康，我们提倡即使在月子中，也要积极采取口腔保健措施，科学"坐月子"才能助力妈妈和宝宝的口腔健康。

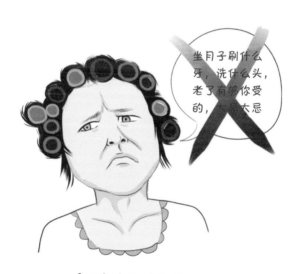

破除旧观念

受传统错误观念的影响，许多产妇在月子期间不敢洗漱不敢刷牙，或使用"月子牙刷"等，那些竹签子上绑块海绵或者纱布的东西根本不能胜任清洁口腔的工作，刷牙还是要用常规的尼龙

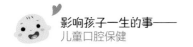
丝刷毛的保健牙刷，有效刷牙。

新妈妈月子期间需要注意的口腔保健包括以下几个方面：

（1）破除落后的传统观念，产后这一时期，不但不能停止刷牙，还要使用软毛牙刷，早晚刷牙，有效刷牙。

（2）餐后和零食后漱口或咀嚼木糖醇口香糖，必要时刷牙。

（3）使用含氟牙膏，可以增强牙齿的抵抗力。

（4）使用牙线来协助清理牙间隙中的食物残渣和菌斑。

（5）口腔内未治疗的龋齿要及时治疗，因为未治疗的龋齿内有大量的致龋菌，增加了传播给宝宝的危险。

**温馨提示**

破除落后的传统观念，建立良好的口腔卫生习惯。

## 8. 口腔健康是婴幼儿生长发育的基础

0 到 3 岁婴幼儿　身心成长很关键
口腔健康是基础　牙颌发育不可偏
健康完整乳牙列　咀嚼发音都健全
面部骨骼发育好　颜面均衡又美观

口腔健康是保证婴幼儿身体发育、情绪愉悦和社会交往的重要生理基础。0～3 岁婴幼儿正处于人生的起始阶段，是身体飞速发育的关键期。此时口腔最大的变化是从无牙到长出牙齿，婴儿在 6 个月左右长出第一颗乳牙，3 岁左右 20 颗乳牙全部长齐。

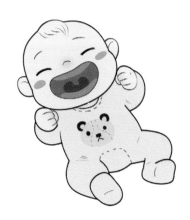

健康完整的乳牙列能帮助儿童充分咀嚼食物，是营养消化吸收的第一关。同时咀嚼的生理性刺激有助于儿童面部骨骼的正常发育，为颜面部的均衡美观奠定基础。健康、排列整齐的乳牙也是幼儿正常、准确发音的前提保障。

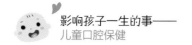
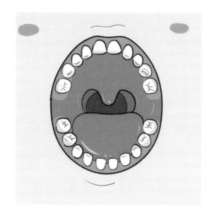

　　婴幼儿的口腔健康对其未来一生的生理和心理健康至关重要，而且这一阶段婴幼儿自己不具备维护口腔卫生的能力，家长作为婴幼儿健康的第一责任人，从孩子出生的那一刻起，应当积极维护婴幼儿的口腔健康，指导其均衡摄入营养，并养成良好的饮食习惯和口腔卫生习惯，以保证婴幼儿的健康生长发育。

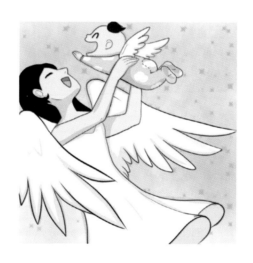

**温馨提示**

　　父母是婴幼儿健康的第一责任人，应积极维护婴幼儿口腔健康。

## 9. 婴幼儿容易受到口腔疾病的侵袭

**儿童口腔要健康 首先注意"鹅口疮"**
**科学刷牙防龋病 还要避免牙外伤**

婴幼儿的语言、感知和表达能力均未完全成熟，有赖于家庭的照顾。婴儿以母乳为主食，4～6个月后逐渐添加辅食，1岁后开始以成人食物为主。如果没有科学的养育方法，婴幼儿容易在早期就罹患下列各类口腔疾病。

刚出生的宝宝，从妈妈体内的生活转变为体外的新环境，低温而干燥，而且刚出生的宝宝的唾液分泌量很少，口腔黏膜比较干燥，容易发生感染。比如口腔白色念珠菌感染，俗称"鹅口疮"，这是常见的婴儿口腔黏膜炎症，表现为婴儿口中长出白色的假膜，为白色念珠菌感染所致，因此，包括喂养时使用的奶瓶等器具要注意消毒卫生，哺乳后或每天晚上做好口腔清洁。

儿童的乳牙矿化程度较低，比成人的牙齿脆弱得多，加之儿童自己没有刷牙的能力，非常容易得龋病，也就是蛀牙。龋病会直接造成疼痛和咀嚼不适。一方面，因为疼痛和牙体缺损，无法有效碾磨食物，会增加幼儿胃肠道

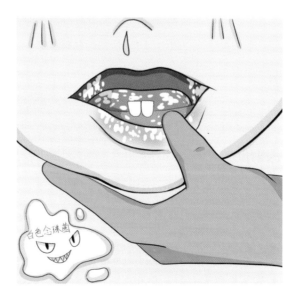

白色念珠菌

负担。另一方面，会导致儿童偏好使用一侧咀嚼，造成左右脸"一大一小"。龋病也常导致牙齿变黑、缺损甚至缺失，在门牙则直接影响美观，儿童不愿张嘴，发音不清，最终阻碍孩子语言和社交发展。而龋洞中藏匿的大量细菌，也会成为全身疾病的诱发因素，如高热、上呼吸道感染、胃肠炎症等。

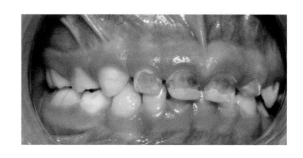

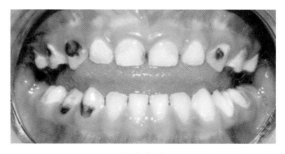

**儿童龋病**

　　1岁半至2岁半左右的幼儿大肌肉运动协调还未发育完善，但是却对世界充满着强烈的好奇心，每天爬高蹦低，跌跌撞撞地探索世界。这个年龄的儿童常因跌倒导致门牙外伤，乳牙外伤不但疼，影响美观，还可能会影响恒牙的发育和正常萌出。

温馨提示

**婴幼儿阶段的口腔疾病，可影响婴幼儿的健康成长。**

## 10. 良好的喂养习惯有利于口腔健康

**防止龋病有妙招　母乳喂养确实好**
**少喂夜奶甜饮料　喂后清洁要做到**

母乳是婴幼儿最好的天然食品，相对于人工喂养和混合喂养，纯母乳喂养时乳牙患龋病的危险性相对较低。但是，无论是喝母乳、喝奶粉或混合喂养，在牙齿萌出后，都应该逐渐养成有规律的喂养习惯，减少喂养的频次，特别是夜间喂养次数。最好在一岁以后，逐渐减少甚至不再夜间喂养，应当避免让幼儿长时间含着奶头或者奶瓶，在哺乳或者喂养结束后，及时抽走乳头或拿走奶瓶，否则幼儿牙齿泡在奶水里，很容易导致龋病。

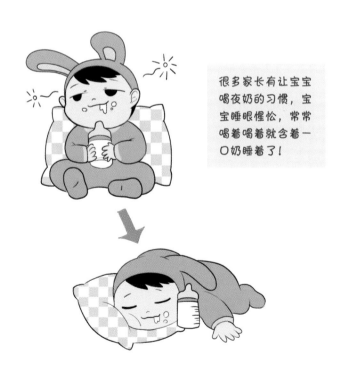

很多家长有让宝宝喝夜奶的习惯，宝宝睡眼惺忪，常常喝着喝着就含着一口奶睡着了！

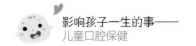

1岁后应尽量减少使用奶瓶，逐步过渡到用水杯喝水，且建议以白开水和不额外添加糖的奶粉为主。如果喂含糖液体（如另外添加蔗糖的奶、果汁、蜂蜜水等），则建议使用杯子或勺。1岁半到2岁时应彻底停止使用奶瓶。因为长期用奶瓶喂养，除了容易发生龋病外，还可妨碍孩子咀嚼功能的发育。

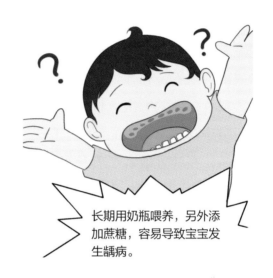

长期用奶瓶喂养，另外添加蔗糖，容易导致宝宝发生龋病。

0到1岁半的婴幼儿处于"口欲期"，喜欢吮吸手指或者口边的东西。安抚奶嘴是妈妈乳头的替代品，是可以使用的吸吮物。安抚奶嘴能满足宝宝的需求，增加安全感，喝奶粉的宝宝往往比母乳喂养的宝宝更依赖安抚奶嘴就是这个原因。但是使用安抚奶嘴的时间过长，会影响幼儿颌骨发育，因此，建议在2～3岁以后，丰富和引导幼儿对外界的感知，逐步戒断安抚奶嘴。

**温馨提示**

夜奶甜饮料致龋危害大，1岁后逐渐戒除，过渡到水杯，还要逐渐戒断安抚奶嘴。

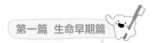

## 11. 正确喂养姿势，防范牙列不齐

牙颌发育需引导　喂奶不躺抱着好
奶瓶高低应合适　牙颌畸形可减少
正确喂养有姿势　避免畸形要重视
奶瓶勺子巧放置　不高不低最舒适

无论母乳喂养还是人工喂养，不当的喂奶姿势会影响宝宝颌面部的生长发育，家长要斜向上抱着喂，用手扶住奶瓶，使奶嘴的方向和嘴唇上下连线垂直。由于儿童手部力气有限，如果自己扶奶瓶，很有可能过高或者过低。奶瓶喂养时应选用不同月龄和年龄合适的奶嘴，避免孔洞太大，如果奶液不需吸吮就流出，婴幼儿咀嚼肌便得不到应有的锻炼，学不会如何使出"吃奶的力气"，不利于口腔周围肌肉骨骼的正常发育。

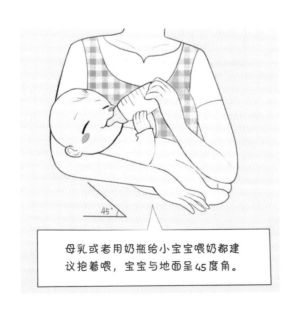

母乳或者用奶瓶给小宝宝喂奶都建议抱着喂，宝宝与地面呈45度角。

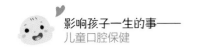

　　1 岁以后进食辅食，和奶瓶的放置一样的道理，用于喂食的勺子不应当过高地翘起或者过低，避免儿童习惯性下颌前伸或者后缩，形成"地包天"或者"小下巴"。1 岁后应从奶嘴逐步开始过渡到水杯进水，有助于上下牙列正常关系的建立。

　　另外，吮吸手指、吐舌头、咬唇等不良习惯，也可能导致牙齿不整齐。

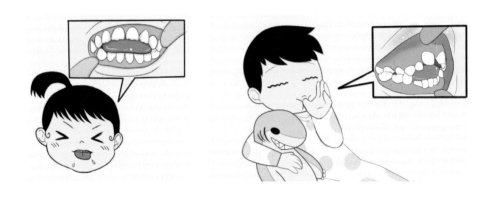

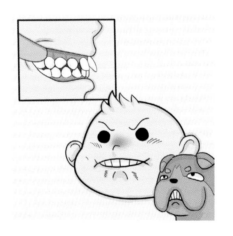

温馨提示

错𬌗畸形要预防，奶瓶高低有讲究，喂养姿势要正确，及时纠正最应当。

## 12. 莫把病菌口口相传给宝宝

**人人口腔有细菌　通过唾液传疾病**
**奶瓶一定要消毒　喂养陋习要纠正**

唾液是细菌传播的载体，现在有很多研究表明，龋病是可以在母婴间"传播"的，这个所谓的"传播"并不是"遗传"或"传染"，如果妈妈口腔内有多颗未经治疗的龋齿，就算还没有引起什么不适的症状，这些龋齿也都是孕育致龋菌的温床，这些特殊的病菌在日常生活接触中难免就会"传播"到宝宝的口内，那宝宝可就真的是输在起跑线上了。

看护人可能通过口口相传的方式将口腔中的致病菌传播给孩子。致龋细菌越早传给孩子，孩子越易患龋病。所以看护人应注意喂养卫生，同时关注自身的口腔卫生，莫把致病菌传播给婴幼儿。

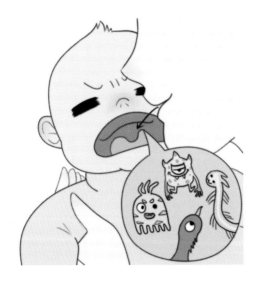

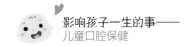

看护人应注意以下几种行为：避免用成人的嘴巴接触宝宝的奶嘴去检测奶瓶中奶的温度。不要把勺子放到口中试温度再喂孩子。避免与宝宝嘴对嘴地亲吻。避免自己嚼碎食物后喂给宝宝，或是和宝宝共用餐具。

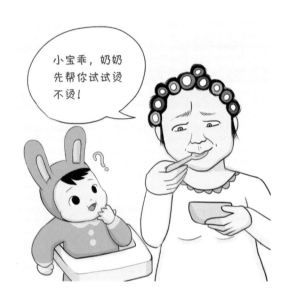

奶瓶等婴幼儿喂养器具必须经常清洗消毒，否则，宝宝吃奶时会将细菌带入体内，导致腹泻、呕吐，还可能引起"鹅口疮"。需要注意的是，消毒后24小时内没有使用的奶瓶，仍需重新消毒，以免滋生细菌。

**温馨提示**
看护人应注意喂养卫生，纠正不良的喂养方式。

## 13. 从宝宝出生就开始清洁口腔

**宝宝如果没长牙 棉纱蘸水擦一擦**
**牙齿萌出指套刷 口腔卫生从小抓**

一年之计在于春，一生之计在于幼，从宝宝出生那一刻起，家长就应该帮助他们培养良好的口腔卫生习惯，每天给宝宝口腔做清洁。而且在宝宝 4 个月左右时，会通过牙床和舌头的触感获得相关信息传递给大脑，认识这个世界，有助于生长发育，同时也会有细菌跟着进入宝宝的口腔，所以一定要清洁好宝宝的口腔。

宝宝出生之后，即使一颗牙齿没有，家长也应该每天一次用软纱布擦洗口腔，这是一种有益的亲子互动方式，也有助于婴幼儿在早期养成清洁口腔的好习惯。

那么家长应该怎样给宝宝做口腔清洁呢？

对于没长牙的宝宝，最简单的方法就是清洁手指后包绕干净柔软的棉纱或用棉签，蘸温水轻拭宝宝的牙床和腭部，因为宝宝的牙床要比大人的娇嫩许多，注意动作要轻。每天至少清洁一次，养成清洁习惯的宝宝，未来更不容易排斥刷牙，家长也能及时发现嘴里的新情况。

具体步骤包括：预备纱

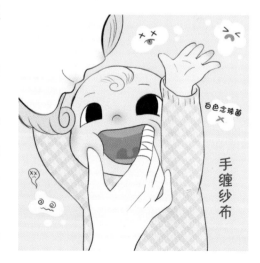

白色念珠菌

手缠纱布

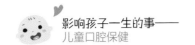
布、棉签及一杯温白开水，彻底洗净双手，用纱布缠绕手指，蘸些白开水，轻轻放进宝宝嘴里，转圈轻柔擦拭干净宝宝的牙床。

牙萌出后可继续用这种方法为孩子擦洗口腔和牙齿表面。当多颗牙齿萌出后，家长可用指套刷或小头儿童牙刷为孩子每天刷牙2次，并确保清洁上下颌所有的牙面，特别是接近牙龈缘的部位。美国牙医学会建议从孩子长牙的第一天起，就用儿童牙刷，加上米粒大小的儿童含氟牙膏给孩子刷牙。

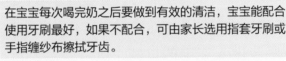

在宝宝每次喝完奶之后要做到有效的清洁，宝宝能配合使用牙刷最好，如果不配合，可由家长选用指套牙刷或手指缠纱布擦拭牙齿。

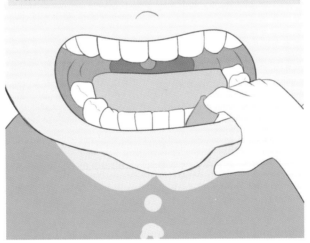

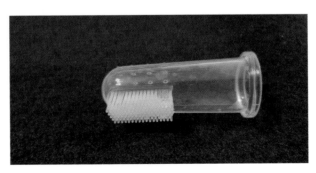

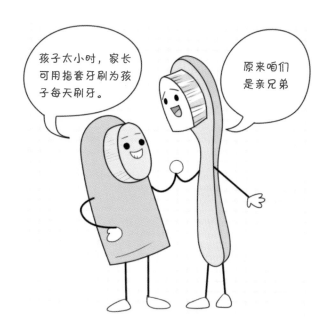

此外，进食后给宝宝喂温开水，可以起到冲洗口腔的作用。

温馨提示

宝宝口腔卫生要从小抓起，清洁可用棉纱布或指套牙刷。

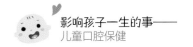
## 14. 家长要帮助宝宝刷牙

**儿童刷牙家长帮　一起护理好口腔**
**牙缝残渣用牙线　彻底清洁最健康**

两岁大的孩子会主动要求自己刷牙，但父母应明白这个年龄孩子手的精细运动能力尚未形成，还不能真正刷干净牙齿。因此，家长不仅要指导孩子独立刷牙，每日早晚各一次，还需要在孩子刷完后，帮孩子彻底清洁一次，尤其注意清洁牙缝隙。

帮助孩子刷牙的具体方法有多种，方法一可以让孩子仰卧，家长在孩子的面部上方，可以看到孩子口腔中的每个部位，便于为其彻底清洁；方法二是家长可以站在孩子的身后，使家长和孩子朝向同一方向，对着镜子刷牙，孩子的头向后靠在家长胸前，家长用一只手托住孩子下巴，用另一只手给孩子刷牙。

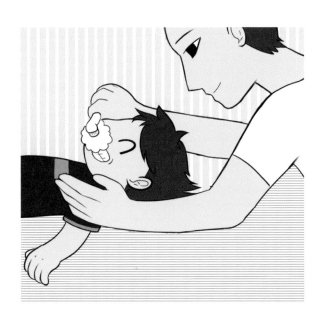

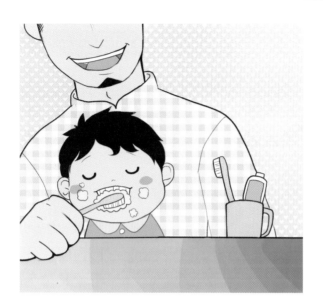

　　乳牙完全萌出后，家长就需要开始使用牙线，清理孩子的牙齿邻面，即牙缝，因为这里是乳牙最容易发生龋病的地方。正确使用牙线，不会增大牙缝，是安全有效的清洁口腔的方法，也可以预防龋病。可以在刷完牙后，孩子躺在沙发上，张嘴让父母帮忙使用牙线，清除牙缝中嵌塞的食物。

**温馨提示**

　　家长应坚持帮孩子清洁口腔，清理牙缝需使用牙刷和牙线。

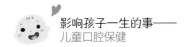
## 15. 宝宝第一次接受口腔检查的时机

想要幼儿有好牙　一周岁内去检查
学点爱牙小知识　才能养个健康娃

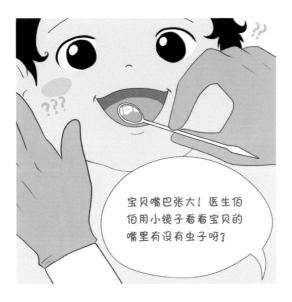

宝贝嘴巴张大！医生伯伯用小镜子看看宝贝的嘴里有没有虫子呀？

婴幼儿应该在第一颗牙齿萌出后 6 个月内，即在一周岁内，就由家长带去医院检查牙齿，也可以在进行一周岁常规体检时，就请口腔医生检查一下宝宝新长出的牙齿情况，家长也可以学习到一些口腔护理的知识。

如果 1 岁以后，儿童一颗乳牙都没有长出，或者刚刚出生不久就长牙了，也应当到医院就诊检查，由医生判断是否正常。

此后应当每间隔 3～6 个月检查一次牙齿，发现龋病等口腔疾病应及早干预。

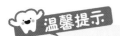

第一颗牙齿萌出后 6 个月内，家长应带婴幼儿去医院查牙，看牙齿及颌面部发育情况，并提供有针对性的口腔保健指导。

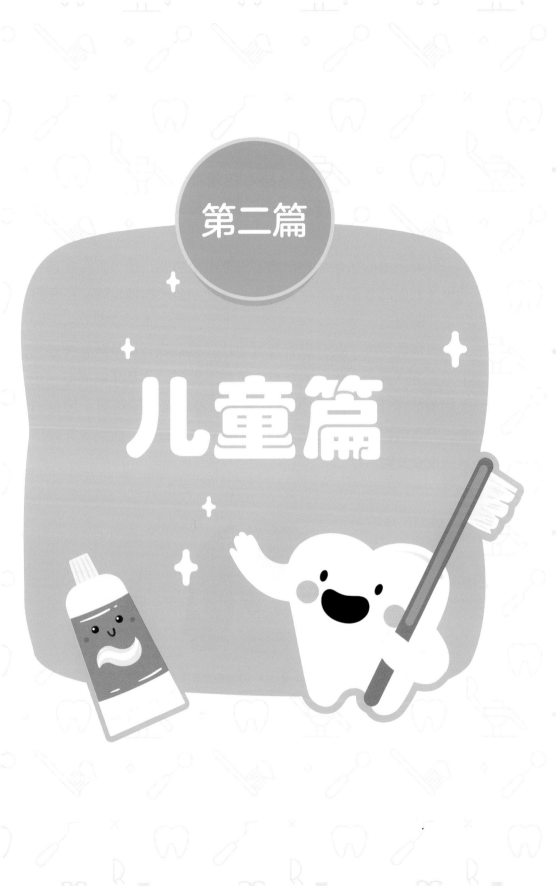

第二篇

儿童篇

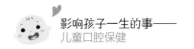
## 1. 乳牙健康有助于恒牙正常发育

乳牙恒牙是兄弟　正常萌出前后替
护好乳牙保恒牙　哥俩都是棒棒的

健健康康的乳牙，不但能够发挥咀嚼功能，还负责保障接替的恒牙和面部骨骼正常生长发育，有利于孩子准确发音，引导恒牙正常萌出。

如果乳牙患了病，没有及时治疗，感染就会扩散到牙神经，不但会有严重的牙疼，一旦炎症再往下发展，波及牙根周围，还会影响乳牙下方的恒牙发育，导致牙齿表面（牙釉质）发育不全，严重的损害甚至可能导致恒牙疾病甚至拔除，所以乳牙得了龋病也要及时治疗。

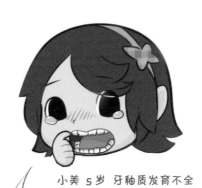

小美 5 岁　牙釉质发育不全

妈妈，为什么我的牙齿和其他小朋友不一样？又黄又容易坏，像怪兽牙！

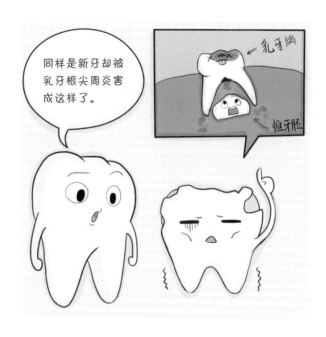

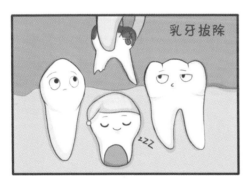

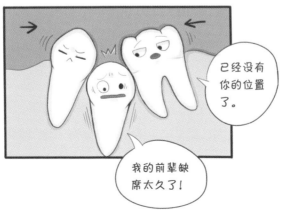

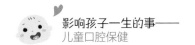

如果乳牙龋坏到无法保留被拔掉后，两边的牙齿就会倒向拔牙后产生的空隙，导致恒牙萌出时，就没有足够的地方了。恒牙的萌出要么被卡住，要么就会走歪路，恒牙就不整齐了。所以如果乳牙因为龋病、外伤等原因过早丧失，尤其是乳磨牙，应尽早就诊，进行适当的间隙管理，维持早失牙齿的空间，保持牙弓长度以便继承恒牙正常萌出。

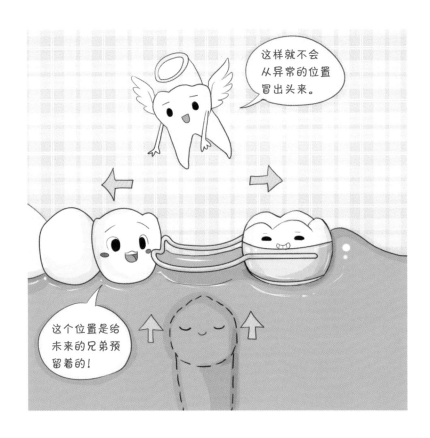

温馨提示

乳牙是恒牙健康的基础，发生疾病需要及早治疗。

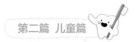

## 2. 乳、恒牙替换按照顺序逐步完成

**乳牙恒牙逐步替　六龄齿出需注意**
**滞留乳牙要诊治　健康牙齿助发育**

5、6岁的小朋友就该开始换牙了。在这个过程中，恒牙在骨头中逐渐生长，刺激乳牙牙根吸收，最后乳牙脱落，下方的恒牙逐渐替代长出。20颗乳牙会按照顺序逐渐松动、脱落，一般从下颌乳中切牙开始。

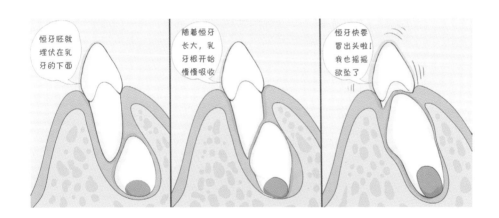

如果乳牙没有如期松动，反倒是新牙从内侧长出来了，出现了"双排牙"，这是由于前牙的恒牙胚发育过程中向前方运动不够，乳牙牙根不能完全吸收，导致乳牙未掉，恒牙没有在正确位置上萌出。此时应及时找牙医，拔掉滞留的乳牙，赶紧给恒牙腾地方，这样恒牙还有机会自己调整到正确的位置。

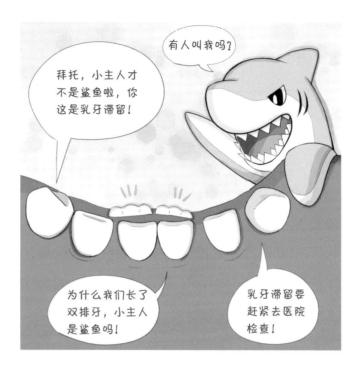

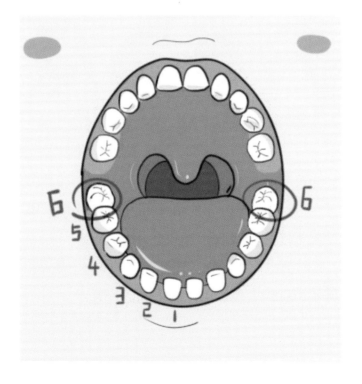

6岁左右，最后一颗乳牙的后方会有一颗新长出来的恒磨牙，也就是俗称的"六龄齿"。它其实就是第一恒磨牙，是我们一生中使用时间最长的一颗恒磨牙，是吃饭的主力牙。"六龄齿"并不是顶替掉某颗乳牙的，因而易被家长忽视。当"六龄齿"出现龋坏后，又误将"六龄齿"认作是乳牙，以为这颗牙也还会再换，耽误了治疗时机。

直到12～13岁，第二恒磨牙长出，乳恒牙的交接班完成，此时口腔内共有28颗牙，上下左右各7颗。等到20岁左右，一部分人会再逐渐长出第三恒磨牙，也就是常说的"智齿"。有的人运气好，一颗智齿都不长，有的人则会有1～4颗智齿不等，因此，恒牙共28～32颗。乳恒牙正常替换，对于牙齿的整齐排列和咀嚼功能至关重要。

温馨提示

**护好乳牙保恒牙，一生牙好胃口好！**

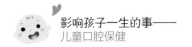

## 3. 了解龋病成因有利于早期防范

儿童龋病早防范　摸清原因要明辨
细菌加糖生成酸　腐蚀牙齿没商量

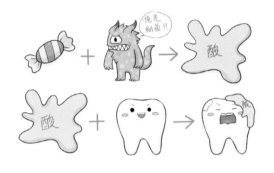

龋病是人类最常见的口腔疾病之一。患了龋病的牙齿，即为龋齿，俗称"蛀牙"。如果口腔清洁不到位，口腔内的细菌就会一直聚集附着在牙面，形成不能被水冲去的牙菌斑，这些细菌会利用食物中的糖分产生酸，酸长期作用在牙齿表面，腐蚀了牙齿，就发生了龋病。

我们常说"吃糖会导致蛀牙"，所以建议大家少吃糖是有道理的，但是，如果没有牙菌斑就没有细菌的感染，也不会发生龋病，所以我们要每天刷牙，定时清理牙菌斑。

牙齿的形态和位置、唾液的成分和分泌量等自身因素也会影响龋病的发生，比如在磨牙咀嚼面上的窝沟部位和排列拥挤的牙齿，这些部位由于不易清洁，藏匿细菌而容易发生龋病，针对这样的问题牙医都有好办法。另外，龋病的发生是一个慢性发展的过程，需要经过一定的时间后才能形成龋齿。

**温馨提示**

龋病的发生主要是糖和细菌相遇产生酸，酸性物质接触牙面破坏牙齿。

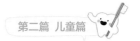

## 4. 龋病早期诊断早期治疗痛苦小

早发现　早治疗　龋洞浅　痛苦小·
不及时　深至髓　感染根尖痛苦高

龋病早期一般没有不适的感觉，往往是在医生检查时才发现牙面上有黑点或白斑；如果没有及时处理，牙齿表面硬组织逐步剥脱，就会形成龋洞，在遇到冷热酸甜等刺激时牙齿就会感觉敏感甚至疼痛，再继续发展感染就会到达牙齿中央的"牙神经"，这时候引起的牙神经炎，就是传说中的"疼起来要人命"，如果还任其发展，可能不会那么疼了，但是牙龈会鼓包肿起来，那可就意味着感染已经扩散到牙根尖周围的骨头里了。

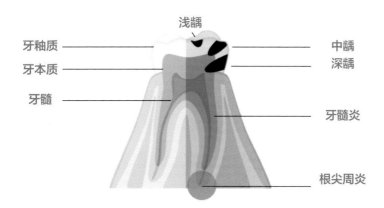

龋病尽早发现及时治疗的话，操作简单，只需要进行充填治疗，就是平常说的补牙，一般一次就可以搞定，痛苦也小，治疗费用也不高。如果不及时治疗，拖到龋病的晚期，特别是牙齿发生了疼痛的时候，就需要根管治疗了，就是俗称的"杀神经"。

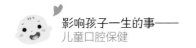

根管治疗的过程比较复杂，就诊次数多，痛苦可能会增加，治疗费用也较高。正所谓"小洞不补，大洞吃苦"。当然如果龋病一直不进行治疗，直到牙冠完全破坏缺失，感染进一步扩散，不仅牙齿留不住需要拔除，甚至还可能影响全身健康，那就更得不偿失了，所以患有龋病的话还需要尽早发现及时治疗。

**温馨提示**

儿童龋病早防护，学龄健康第一步！

## 5. 牙龈出血是牙龈炎症的信号

**牙龈出血是信号　牙周疾病发警告**
**刷牙清除牙菌斑　定期洁治牙石消**

大家都知道，树根周围有坚实的土壤，大树才能牢牢地屹立在大地上，枝繁叶茂地生长。牙齿也一样有根，牙周支持组织像泥土一样围绕在牙根周围，它能使牙齿牢固地固定在口腔中，发挥咀嚼食物的功能。牙龈

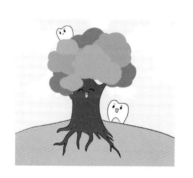

就是大家能看到的牙齿周围粉红色的组织，如果口腔卫生不良，会导致一些细菌和牙石长期堆积在牙面上，进而使得牙龈红肿。处在青春期的儿童，牙龈在激素的作用下对细菌的刺激更加敏感，如果同时口腔卫生也差，就很容易出现牙龈炎。

倘若出现了牙龈出血，可以及时到医院由专业的口腔医生诊治，进行洁治也就是常说的"洗牙"，通过治疗将牙齿表面的"牙石"等脏东西清洁干净，可以恢复牙龈的健康。要是放任不管的

话，牙龈的炎症会一步步进展到破坏牙槽骨的程度，发展成更加严重的牙周炎，到最后甚至会导致牙齿的松动、脱落。

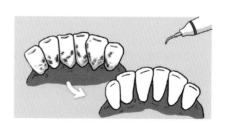

**温馨提示**

牙龈出血不能小觑，要积极治疗牙周病。

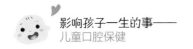
### 6. 多吃对牙齿健康有益的食物

蔬菜水果和粗粮　纤维素多又少糖
有利自洁防龋齿　经常咀嚼牙齿强
含糖饮食莫多吃　糖衣炮弹要抵制
黏附牙面菌繁殖　口腔产酸患龋齿

儿童应注意平衡膳食，做到不挑食。建议大家要多吃对牙齿有益的食物，包括：鸡蛋和纤维性食物（新鲜的蔬菜和水果等）。它们糖分含量少，营养丰富，咀嚼过程中，食物纤维的摩擦和韧性，既有利于牙齿的自洁作用，不易患龋病，还锻炼了面部肌肉，有利于口腔颌面部的生长发育，促使牙齿排列整齐，增强咀嚼功能。

对牙齿有害的食物主要是甜食和碳酸饮料，它们都富含糖类。糖果、蛋糕、巧克力、冰激凌……这些好看又甜的食物对于牙齿来说都是糖衣炮弹，如果经常摄入过多的含糖甜食或饮用过多的碳酸饮料，它们很容易黏附在牙面上，口腔中的细菌吃了糖以后，会大量繁殖并利用糖分产酸，使牙齿受到侵蚀，引起龋病或产生牙齿敏感。所以儿童应该少吃甜食、少喝饮料。

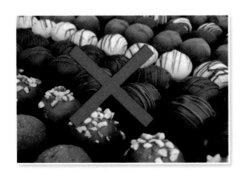
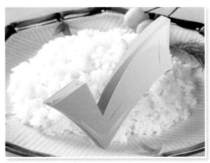

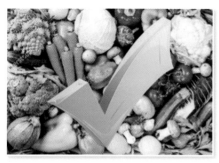 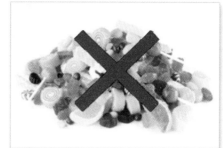

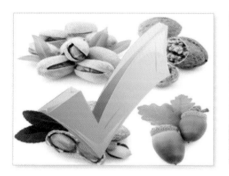 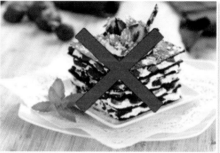

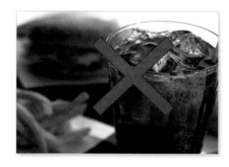 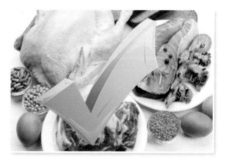

温馨提示

蔬菜水果纤维多，咀嚼增强牙健康。

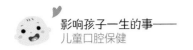
## 7. 良好的饮食习惯有利于牙齿的健康

### 饮食与牙关系大　吃啥喝啥选择佳
### 减少进食糖次数　饭后漱口或刷牙

儿童应养成规律饮食的习惯，除每日三餐外，少吃或不吃零食。如果要添加食物，也应有规律，可在两正餐之间加不易致龋的食物，但也不宜过于频繁，因为食物残渣、软垢等易停滞在口腔内，导致口腔卫生不佳，发生龋病。

糖虽然是公认的导致蛀牙的危险因素，但也是人类的主要营养素之一，是人体能量的主要来源。因此，控制吃糖的频率比控制吃糖的量更重要，提倡尽量减少餐间零食次数，吃完含糖食品要刷牙，以减少糖停留在牙面的时间。需要注意的是，因为口腔内的细菌在睡眠的时候最为活跃，所以晚上睡觉前不要吃甜食，不要喝加糖的牛奶、饮料。

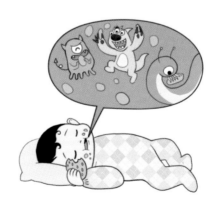

**温馨提示**

养成饮食好习惯，帮助孩子体康健。

## 8. 养成刷牙好习惯，有效清除牙菌斑

清除菌斑最关键　养成刷牙好习惯
每天早晚刷一次　特别重视睡觉前
幼儿刷牙刚开始　家长帮助要监督
刷牙方法要正确　一定不能太马虎

牙菌斑是导致龋病和牙周病的罪魁祸首，有效清除牙菌斑是保护牙齿的核心，养成良好的刷牙习惯则是每天有效清除菌斑的基础。

每天应该刷两次牙，早上一次，晚上睡前一次。每次刷牙的时间不能少于2分钟。刷牙清洁牙面数小时后，细菌可以重新附着在牙面上，特别是夜间入睡后，唾液分泌减少，口腔自我清洁作用差，适宜的湿度和温度有利于细菌的生长繁殖。因此晚上睡前刷牙更加重要。而且，晚上刷完牙后就千万不能再吃东西了，否则食物残渣全部留给了细菌，它们一起堆积在牙面上，很容易引起龋病。

刷牙时应当选择软毛、小头的牙刷，这样牙刷才能在口腔里灵活转动，刷到所有牙齿的表面。牙刷应每两至三个月更换一次，当出现牙刷毛外翻或倒毛时应及时更换牙刷。刷牙后应用清水冲洗牙刷，并将刷毛上的水

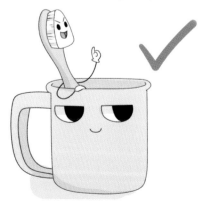

正确的牙刷放置方式

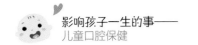

分甩干，刷头向上放在漱口杯里，这样可以保持通风，防止细菌滋生。电动牙刷用电机驱动刷毛的摆动，具有更高的清洁效率，也可以尝试。

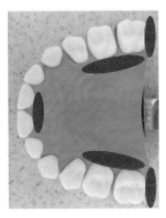

**刷牙时容易遗漏的区域**

掌握正确的刷牙方法，切记不可横刷牙，按照一定的顺序、面面俱到，把每一个牙面都刷到。上、下牙的内侧面和最后一颗磨牙的后面很难刷到，刷牙时要给予特殊关照，以免遗漏。刷完牙后，用舌头舔一圈牙面，如果牙面都是光滑的，就说明刷干净了。

最后，提倡一人一刷一口杯，每个人应当使用自己的牙刷和漱口杯，不要与其他人共用，避免细菌的交叉感染。

对于学龄前儿童，他／她们稚嫩的小手很难完成精细复杂的刷牙动作，不能真正刷干净牙齿。因此在家长帮助刷牙的基础上，需要检查孩子的刷牙效果，确保牙面都刷干净了，这样才能养成刷牙的好习惯。

**温馨提示**

一天两次、面面俱到、一刷一杯，坚持刷牙好习惯。
培养习惯教刷牙，家长称职意义大。

## 9. 儿童刷牙方法——圆弧刷牙法

小·小·牙刷手中拿　早晚刷牙要用它
牙齿外面圆弧刷　牙齿里面颤动刷
咀嚼面是来回刷　刷牙就像在画画
每个牙面仔细刷　做个爱牙好娃娃

从 3 ~ 4 岁开始，家长和幼儿园老师可以开始教孩子自己用最简单的"画圈法"刷牙，其要领是将刷毛放置在牙面上，轻压使刷毛略弯曲，在牙面上画圈，每部位反复画圈 5 次以上，前牙内侧面需将牙刷竖放，牙齿的各个面均应刷到。具体方法如下：

（1）刷后牙外侧面时，牙齿咬在一起，牙刷进入后牙的外面，然后转圈，刷毛从上牙牙龈拖拉至下牙。

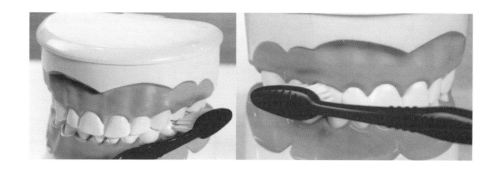

（2）刷到前牙的外侧面时候，可以发"1"的音，这时门牙是对着的，然后牙刷在牙齿上面继续连续地圆弧形转动。

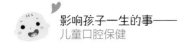

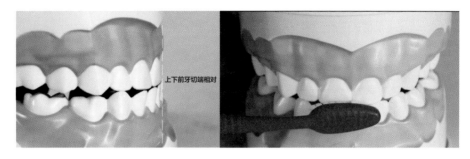

（3）刷后牙内侧面时，刷毛朝向牙面，来来回回反复刷。

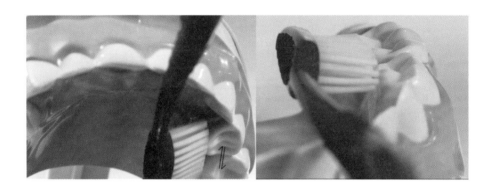

（4）刷到前牙内侧面时，将牙刷竖起，来回上上下下，慢慢移动短距离刷，从一侧到另一侧。

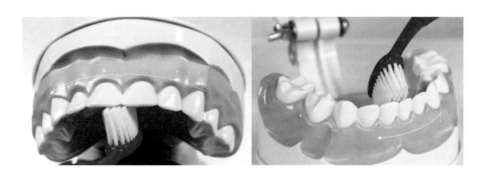

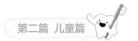

（5）刷牙齿咬合面时，将刷毛放在牙面上，来来回回刷。

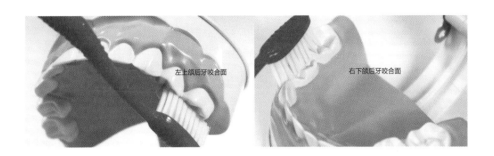

左上颌后牙咬合面　　　　　　右下颌后牙咬合面

（6）最后一颗牙的最后面容易遗漏，所以刷该面时，半张口，刷头竖起，从该牙的内侧面，沿着牙龈，转过该牙的最后面，到达外侧面。

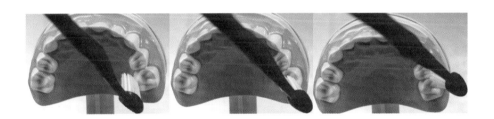

温馨提示

学习圆弧刷牙法，养成刷牙好习惯。

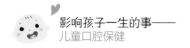

## 10. 刷牙方法升级版——水平颤动拂刷法

**大小朋友要记牢　刷牙次数不能少**
**去除菌斑和残渣　每个牙面都刷到**

对于学龄儿童，随着发育和理解力的增长，可以尝试更加成人化的刷牙方法，使用水平颤动拂刷法刷牙，既可以有效清洁牙面，也不会对牙齿和牙龈造成损伤。

具体方法为：

（1）刷牙齿外侧面和后牙内侧面时，牙刷的刷毛朝向牙根的方向，刷毛和牙齿侧面成 45°角，也就是说，刷上牙朝上，刷下牙朝下，轻轻加压，使一部分刷毛进入到牙齿和牙龈的缝隙中，这样有助于清洁靠近牙龈部位的细菌。放置好牙刷的位置后，在 2～3 颗牙的范围内进行水平短距离的颤动至少 5 次后，再转动牙刷柄，用牙刷毛沿着牙齿长出的方向，轻轻刷牙侧面，也就是刷上牙向下转，刷下牙向上转。整个动作就是水平颤动拂刷，在同一位置颤动 5 次后拂刷 1 次，每个位置至少重复一次，再移到下一个位置。

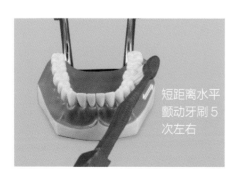

短距离水平颤动牙刷 5 次左右

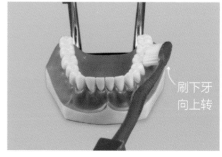

刷下牙向上转

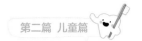

（2）刷前牙内侧面时，可以将刷柄竖起，用刷头前部的刷毛接触牙龈，下牙从下向上刷，上牙从上向下刷。

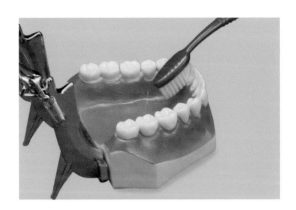

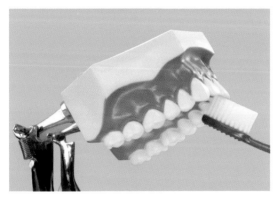

（3）刷后牙咬合面时，就是把牙刷毛指向牙的咬合面，稍用力做前后来回刷。

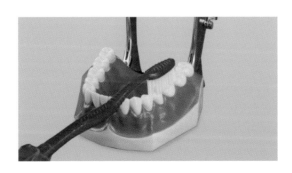

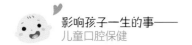
（4）刷最后一颗牙最后一个牙面时，要张大口，将刷柄竖起，使刷头从下颌最后一颗牙的内侧面，沿着牙龈缘，转过这颗牙的最后一个牙面，到达外侧面。

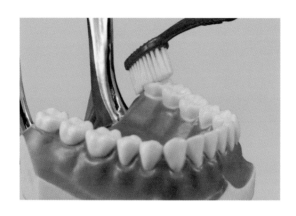

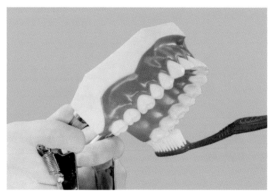

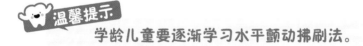

温馨提示
学龄儿童要逐渐学习水平颤动拂刷法。

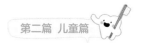

## 11. 清洁牙齿邻间隙，让菌斑无处藏身

**牙齿间隙食物嵌　残留软垢和细菌**
**清洁邻面用牙线　饭后漱口好习惯**

　　每两颗牙齿之间不是面对面紧紧贴到一起的，就像一个右括号挨着一个左括号一样，相邻牙齿在牙冠中上 1/3 的位置是相贴的，但在下面靠近牙龈的区域是分开的，形成了一个天然的间隙，叫作邻间隙。刷牙可以帮助我们清洁牙齿的表面，但牙齿邻面的间隙里依旧积攒了大量的菌斑、软垢、食物残屑等脏东西，也是最爱形成龋齿的部位，需要坚持使用牙线来清洁牙齿邻间隙，预防龋病。需要强调的是，对于学龄前儿童，需要家长帮助孩子使用牙线清洁牙齿邻间隙。

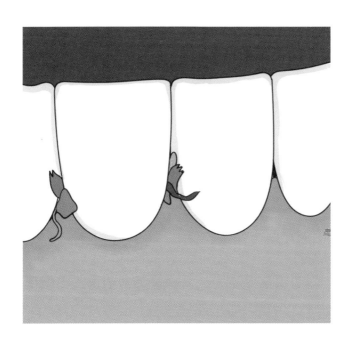

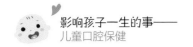
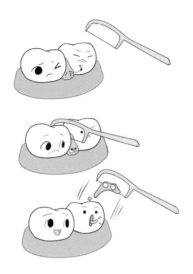

　　牙线是一种用尼龙线、丝线等材料做成的口腔清洁工具，能够轻易通过牙齿之间紧紧接触的区域，把里边的食物残渣和细菌带出来，从而达到清洁邻间隙的作用。牙线有卷轴式和牙线棒，给小朋友使用牙线棒会更容易操作些。其使用方法和成年人相同，正确使用牙线不会损伤牙齿和牙龈。

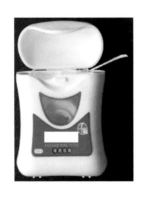
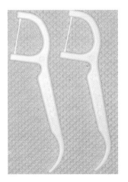

温馨提示

　　牙齿清洁要全面，牙刷清洁牙表面，牙缝清洁用牙线。

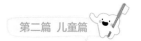

## 12. 局部应用氟化物预防龋病

保健牙刷手中拿　含氟牙膏效果大
每天早晚各一次　牙好才能身体佳

　　氟是人体正常代谢和促进牙与骨正常生长发育必需的营养元素，适当浓度的氟可以维持牙齿的正常发育与钙化。氟化物能在牙齿表面形成保护层，增强牙釉质的抵抗力，促进牙齿的再矿化，适量用氟能有效预防龋病。

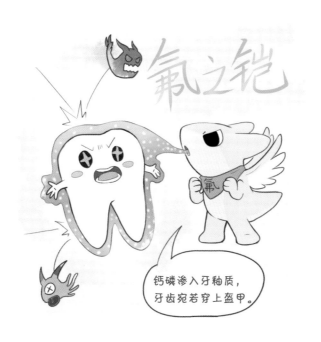

　　用氟化物保护牙齿的最简单方法就是每天使用含氟牙膏刷牙。学龄前儿童一般都已经学会漱口，可以把嘴里多余的牙膏泡泡吐出，用儿童含氟牙膏刷牙是安全的。需要注意的是，儿童应

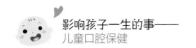

选择比成人含氟浓度低的儿童含氟牙膏，每次用量为"豌豆粒"大小，并应在家长或老师的监督指导下应用，以防儿童误吞。

　　容易患龋齿的孩子还可以定期到医院接受专业涂氟。牙医用高浓度的氟给牙齿表面刷上一层保护膜。保护膜中的氟化物释放出来，起到预防龋病的作用。就像保养汽车发动机一样，一般孩子的牙齿需要半年保养一次。

### 温馨提示

使用含氟牙膏，定期涂氟，远离龋病。

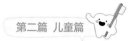

## 13. 适时窝沟封闭，给牙齿穿上保护衣

> 恒牙窝沟生龋洞　全因死角有细缝
> 要想预防窝沟龋　就用树脂溜溜缝
> 窝沟封闭方法好　不损牙齿不疼痛

儿童的龋病好发于磨牙，这是因为磨牙的咀嚼面，也就是用来咀嚼食物的牙面是凹凸不平的，凹陷的部位就叫窝沟。如果牙齿发育不好，这些窝沟非常深，食物和细菌嵌塞进去，很容易发生龋病，而且用刷牙、漱口等办法也难以把窝沟完全清洁干净，长此以往，很容易形成龋齿。

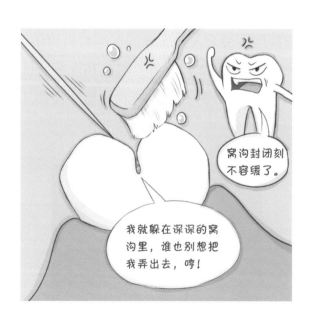

牙齿窝沟位置发生龋坏的风险很大，窝沟封闭则可以有效预防磨牙窝沟龋。

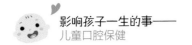
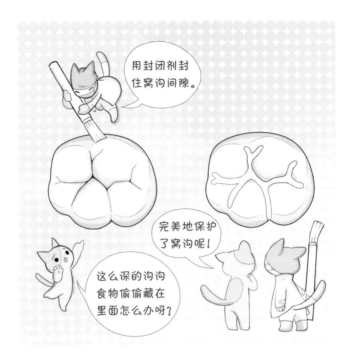

窝沟封闭是用一种对人体无害的医用材料封闭牙齿窝沟，使窝沟底部变平，这样消除了死角，细菌和食物就无法存留在里面，就如同给牙齿穿上了一层保护衣，使牙齿便于清洁，免受腐蚀。

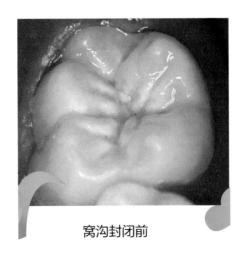

窝沟封闭前

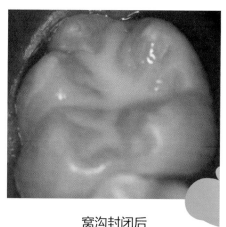

窝沟封闭后

窝沟封闭是世界卫生组织向全世界儿童推荐的一种保护新萌出恒牙的方法，我国卫生健康行政部门也向全国儿童推荐这种方法。3～4岁是乳磨牙最佳的窝沟封闭时间，6～8岁就可以进行第一恒磨牙（六龄齿）的窝沟封闭，11～13岁可以进行第二恒磨牙的窝沟封闭。一般来说，儿童的恒牙刚萌出后不久，最适合也最需要进行窝沟封闭。窝沟封闭是一种无创技术，做的时候小朋友一点儿也不疼，适龄儿童应当及时进行窝沟封闭以减少龋齿。

进行窝沟封闭后，也不能大意，仍然有患龋病的可能，因为一方面窝沟封闭有脱落的可能；另一方面，如果清洁不干净的话，窝沟封闭以外的部位还是有患龋的风险。因此，儿童要定期到口腔医院检查。

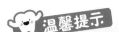温馨提示

为适龄儿童进行窝沟封闭，预防龋病。

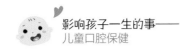

## 14. 儿童好动易发生牙外伤

**运动摔倒或碰撞　打架车祸牙遭殃**
**门牙首先会受罪　一定避免牙外伤**

2岁以上的儿童天性好动，学龄儿童体育活动频繁，同时又缺乏自我保护意识，因此比较容易发生牙外伤，尤其是上、下门牙。

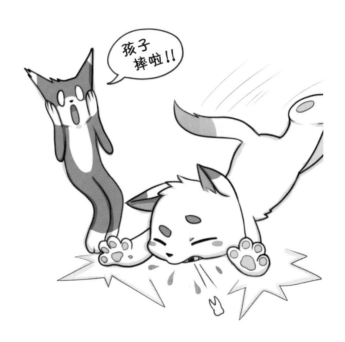

牙外伤指的是牙齿受到急剧创伤，特别是打击或撞击而造成损伤的情况，大多在进行体育活动时发生，比如运动时不慎摔倒或发生了肢体碰撞，或进行球类运动时被球砸到。发生交通事故、参与打架斗殴也有可能导致牙外伤。

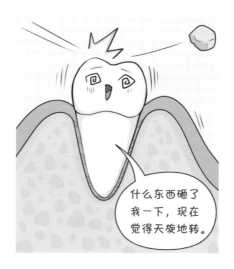

乳牙发生外伤多表现为牙齿位置的改变，比如牙冠变短，或者向内侧或外侧倾斜，也可能完全脱出口腔。

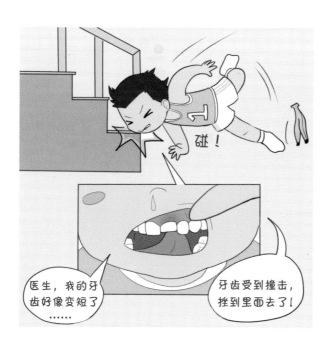

恒牙发生外伤多表现为牙齿折断，经常会出现牙齿酸软疼痛

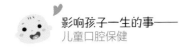
等症状。有的恒牙外伤表现为牙齿伸长、变短、向外翘起、向内凹陷，或者歪向一边，同时会有牙龈出血，并伴有疼痛感。最严重的情况下，会出现牙齿完全脱位，就是我们常说的"牙磕掉了"，也就是说整个牙齿全部脱出口腔。

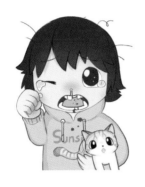

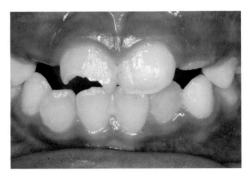

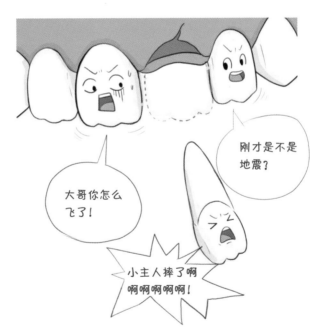

温馨提示

**儿童牙外伤多发生在门牙，要注意防范。**

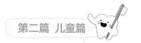

## 15. 积极防范牙外伤，及时正确处理牙外伤

积极锻炼身体好　运动必须要记牢
运动服装和护具　一样可都不能少
追逐打闹应避免　防止摔跤防跌倒
预防措施做得多　牙齿受伤风险小
牙齿一旦遇外伤　家长千万不要慌
及时就诊送医院　免得有损牙健康

乳牙发生外伤可能会直接损伤下方的恒牙牙胚，影响以后恒牙的发育和正常萌出，出现恒牙发育畸形、萌出次序混乱等。儿童发生牙外伤的牙齿多见年轻恒牙，一旦发生外伤，对儿童的咀嚼功能、咬合关系、美观以及生长发育都会产生不良影响。积极预防牙外伤非常重要。家长应该在日常生活中帮助儿童尽量避免牙外伤的发生，儿童也应当有预防牙外伤的意识，掌握基本的预防手段。

参加体育活动和游戏时，最好穿运动服和胶底防滑的运动鞋，防止跌倒摔跤。在进行滑板、轮滑、滑冰等高速度、高风险运动或篮球等强对抗运动时，应佩戴头盔、防护牙托等防护用具，降低牙齿受伤的风险。观看篮球、足球等比赛时，保持安全的距离，避免被球砸伤，如果无法躲避，应当用双臂抱头，避免被球直接砸到面部。并且，参加体育活动时要熟悉场地的情况，不要盲目冲撞、奔跑。

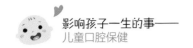

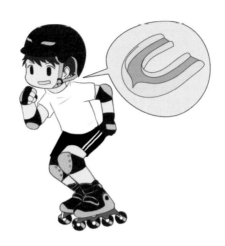

日常生活中，注意不要追逐打闹，尤其是在楼梯、走廊等危险狭窄的地方。玩耍时，不要用石子、碎砖块等危险物品互相投掷。乘坐交通工具时，应当系好安全带。骑自行车、摩托车时，还应当佩戴头盔。遇到打架斗殴的情况，应注意躲避，千万不要主动参与进去。

如果发生了牙外伤，即使没有明显的疼痛，也应当尽早到医院进行专业检查，由口腔医生来判断受伤牙齿的具体情况。

发生牙齿折断后，可以保留断裂的牙片，流水冲洗干净后浸泡在清水中，切勿丢弃，尽快找口腔医生就诊，医生会根据情况采取不同的处理方法。

如果恒牙完全脱位，牙齿脱落的时间和保存方式对牙齿的预后十分重要。一旦发生，需要立即采取应急处理措施，具体步骤包括以下几个方面：

首先，找回牙齿。一定要记得尽快找到脱落的牙齿，千万不能丢弃。

其次，冲洗干净牙齿。清洁牙齿的时候，需要用手捏住牙冠部分在流动的清水下面冲洗掉牙齿表面的脏东西，切记不要用手

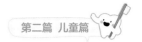

去触碰牙根。

再次，正确保存牙齿。牙齿表面的组织需要在湿润的条件下才能存活，最忌干燥，千万不要用纸巾等物品包裹保存。如果不能成功放回到原来的位置上，也可以含在大人舌头下面，或者浸泡在新鲜的牛奶或者生理盐水中。

最后，及时就医。牙齿完全脱位后两小时内可再重新植入，越早植入，以后牙齿保留下来的可能性越高。

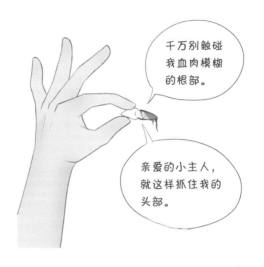

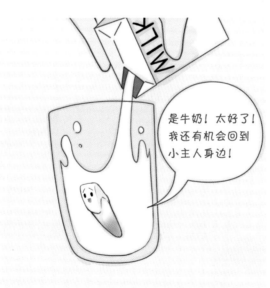

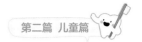温馨提示

**要尽快就医，发生牙外伤之后时间就是牙齿的生命。**

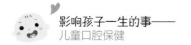

## 16. 破除不良习惯，预防错𬌗畸形

**儿童不良口腔习惯　导致畸形日久可见**
**咬唇吮指吐舌磨牙　及时干预尽早防范**

儿童的不良口腔习惯是引起错𬌗畸形的重要原因，所以需要尽早破除不良习惯，预防牙齿错𬌗畸形。

常见的儿童口腔不良习惯有吮指、吐舌、咬上下唇、咬铅笔、口呼吸、夜磨牙和偏侧咀嚼等，这些不良习惯应尽早戒除，否则会造成上颌前突（"龅牙"）、反𬌗（"地包天"）、开𬌗、牙列拥挤等错𬌗畸形。

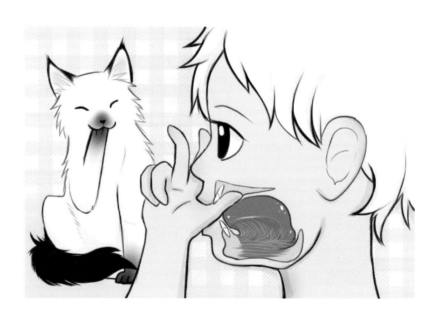

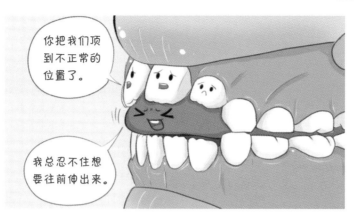

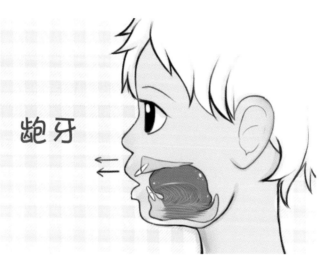

龅牙

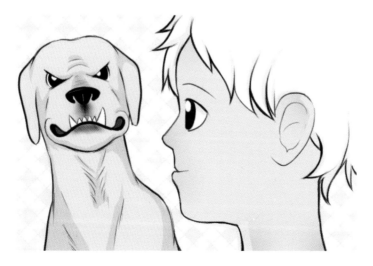

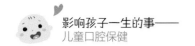
　　由于这些不良习惯致畸缓慢，不易被预见，往往得不到家长的重视，直到畸形明显才引起关注。因此，家长应了解这些不良习惯造成的危害，注意观察儿童的习惯和牙齿的变化，对有不良习惯的儿童应当说服教育，如果仍不能奏效，应及时到医院诊治，通过适当的矫正方法，帮助其破除不良习惯。对有张口呼吸习惯的孩子，应让专业的耳鼻喉医生检查其上呼吸道是否通畅，及时治疗扁桃体肿大、腺样体肥大、鼻甲肥厚等病症，纠正张口呼吸。

**温馨提示**

　　错𬌗畸形要预防，不良习惯需戒除。

## 17. 积极诊治错𬌗畸形

错𬌗畸形不美观　功能障碍更添烦
儿童因此缺自信　精神心理有负担
影响咀嚼和发音　龋病风险往上翻
还易发生牙外伤　尽早校正保平安

错𬌗畸形除了会影响外貌美观、咀嚼和发音以外，也对儿童的心理健康有很大影响。而且，还增加了儿童患龋病等口腔疾病的风险。

乳牙期或乳恒牙替换期发现错𬌗畸形，可以由口腔医生检查、判断孩子是否需要进行早期矫治。错𬌗畸形早期一般可用很短的时间，用比较简单的矫治方法和矫治器得到矫正，否则畸形可能发展严重，甚至需要成年后采取外科-正畸联合治疗。因此，早期错𬌗畸形的矫治是非常重要的。乳牙列期最常见的错𬌗畸形是前牙反𬌗，俗称"地包天"，乳前牙反咬合的最佳矫治时间为 3～4 岁。

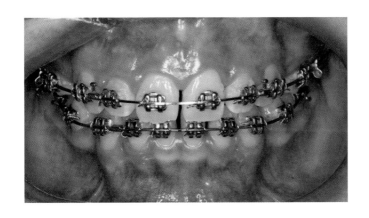

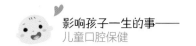
大部分儿童是在乳恒牙替换完成后，12～14岁左右时进行正畸治疗，也就是"戴牙套"来排齐牙齿、改善外貌。必要时，严重的错殆畸形还需要在成年后进行手术治疗。

由于正畸治疗时间长，口腔内矫治器的存在导致牙面不易清洁，因此，正畸时每餐后都要使用正畸专用牙刷和牙间隙刷刷牙，以清除菌斑和滞留的食物残渣，否则，等到正畸结束后，从一口不整齐的好牙，变成一口整齐的烂牙就得不偿失了。

**温馨提示**

错殆畸形要警惕，发现之后早就医。

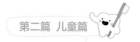

## 18. 每6个月接受一次口腔检查

口腔检查意义大　早期发现疗效佳
儿童要想有好牙　每隔六月查一查

儿童是口腔疾病的高发人群，而且发展迅速，所以提倡学龄前儿童每6个月接受一次口腔健康检查，可以及时地了解到儿童的口腔健康状况，早期发现口腔中的问题并及时治疗，可以达到较好的效果。对正处于替牙期的儿童来说，还能够及时地发现、处理乳恒牙替换中存在的各种问题，保证乳恒牙替换的顺利进行，降低错殆畸形发生的可能性。同时，定期进行口腔检查还能够发现日常口腔护理不到位的地方，降低龋齿发生的可能性。有必要时，还应当进行洁牙预防牙龈炎。

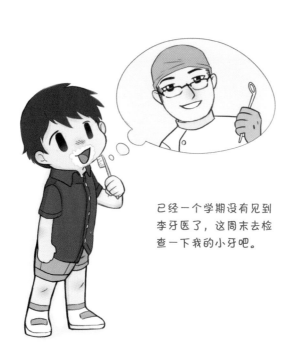

已经一个学期没有见到李牙医了，这周末去检查一下我的小牙吧。

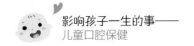
医生在提供有针对性的专业口腔健康指导的同时，可以增强家长和孩子的口腔健康意识，消除孩子看牙可能出现的恐惧心理。

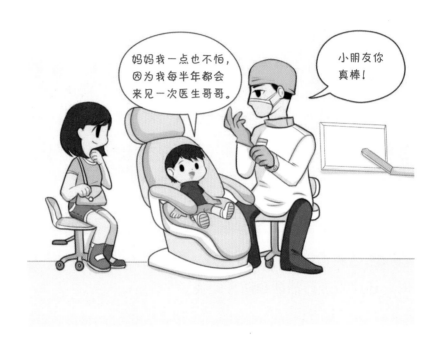

温馨提示·

**定期拜访口腔医生，跟口腔疾病说拜拜！**